Por qué sufrimos

cansancio y agotamiento

Dra. ROMIN

Dra. Romin
Por qué sufrimos cansancio y agotamiento.
1a ed. - Buenos Aires : Dos Tintas, 2008.

1. Salud. I. Título
CDD 614

La información contenida en esta obra está destinada a complementar y no a
reemplazar el tratamiento médico. Ante cualquier problema de salud (físico o
psíquico), o antes de cambiar la alimentación, la medicación o la rutina de
ejercicios, se debe consultar al doctor de confianza.

índice

INTRODUCCIÓN

Los síntomas de cansancio y agotamiento son cada vez más comunes en los tiempos actuales aunque muchas veces no les encontramos una explicación. Las pocas horas que le dedicamos al descanso y al relax, sumadas a las presiones de las tareas laborales pueden manifestarse como una sensación de fatiga, falta de energía o insomnio crónico.

Estos síntomas pueden presentarse como respuesta a situaciones físicas, psíquicas o emocionales relacionadas con los distintos aspectos de la persona.
En algún momento, todos los individuos han sentido o pueden sentir los síntomas del cansancio: falta de energía, ausencia de entusiasmo, fatiga, sensación de no haber descansado cuando suena el despertador y otros que veremos en el desarrollo de este libro.

El agotamiento crónico provoca que las personas bajen su rendimiento laboral, no puedan concentrarse, pierdan atención en la familia y los amigos, etcétera. Cuanto más repetido sea el sentimiento de extenuación las consecuencias pueden volverse más graves.

Actualmente este tipo de fatiga es una de las consultas que más reciben los médicos de las grandes ciudades y es, al mismo tiempo, uno de los trastornos más complicados de diagnosticar pues, como explicaremos, puede tener origen en decenas de causas.

Lo que sí queda claro es que los trastornos por fatiga y agotamiento permanentes no pueden analizarse como una cuestión sencilla, sino que en ellos están involucrados problemas físicos, psicológicos y emocionales del paciente.

Desde estas páginas trataremos de ahondar en las causas y los síntomas más comunes del cansancio, en las características del insomnio y el estrés; y en los hábitos y las soluciones caseras que podemos poner en práctica para evitar que el ritmo de la vida moderna perjudique nuestra salud.

C A P Í T U L O   1

Las causas y los síntomas del cansancio

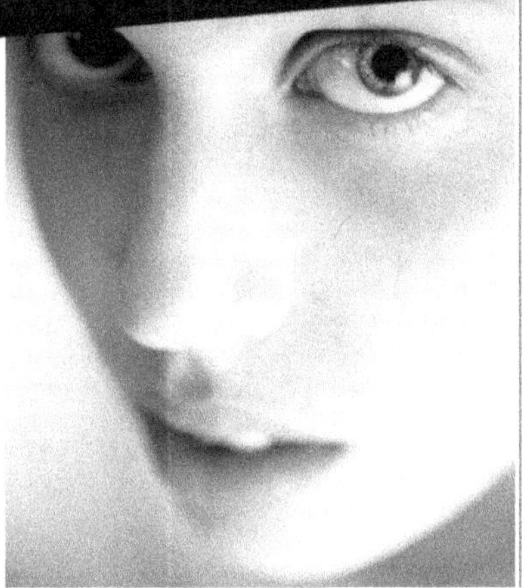

C A P Í T U L O   1

LAS CAUSAS Y LOS SÍNTOMAS DEL CANSANCIO

Las causas

Cuando hablamos de cansancio, agotamiento, fatiga, extenuación, debilidad, etcétera, no hacemos hincapié en un día de bajo rendimiento físico, o de sueño, o de una noche en la cual no hemos dormido lo suficiente.

Nos referimos a síntomas reiterados o crónicos, a cambios repentinos en nuestro cuerpo o a alteraciones en el ánimo. Es muy importante no confundir cansancio y agotamiento, con alteraciones del sueño o con la somnolencia. Si bien en algún punto estos factores comienzan a relacionarse –ya veremos la importancia del insomnio–, el agotamiento se sustenta en otras alteraciones, pero, fundamentalmente, se caracteriza por la falta de energía.

La somnolencia es la sensación de una necesidad de dormir, mientras que el cansancio es la falta de energía y de motivación. Sin embargo, la somnolencia puede ser una manifestación de la fatiga.

El cansancio puede ser una respuesta normal al esfuerzo físico, al estrés emocional, al aburrimiento o a la falta de sueño. Sin embargo, también puede ser un signo de un trastorno psicológico o físico más grave. El agotamiento reiterado es el que no se supera con el hecho de dormir bien, comer adecuadamente o reducir el estrés. Puede ser grave y debe ser evaluado por un médico. Confundirlo sólo con sueño o somnolencia es un error muy común.

El cansancio y el agotamiento se deben a causas más profundas. Entre ellas, podemos mencionar a modo de ejemplo:

- Anemia
- Depresión
- Insomnio crónico
- Estrés
- Posoperatorio (luego de una intervención importante)
- Alergia
- Dolores persistentes que no hemos atendido a tiempo
- Hipotiroidismo o hipertiroidismo
- Frecuente uso de drogas o consumo de alcohol excesivo

Por otra parte, el cansancio extremo puede acompañar a otras enfermedades como:

- Diabetes
- Cáncer

- VIH sida
- Enfermedad de Addison
- Anorexia y otros trastornos alimentarios
- Artritis
- Enfermedad hepática o renal crónica
- Insuficiencia cardiaca
- Infecciones parasitarias
- Hiperventilación

Algunos medicamentos pueden causar cansancio incluyendo los antihistamínicos para tratar las alergias, medicamentos para la presión arterial, pastillas para dormir, esteroides y diuréticos.

Los síntomas

Un estado de agotamiento físico, psíquico o emocional se puede presentar de varias maneras y provocar distintos tipos de síntomas. Los más frecuentes o conocidos son:

- Sensación de malestar, de incomodidad y de impotencia
- Falta de energía
- Fatiga
- Desmotivación
- Reducción del volumen y de la calidad del trabajo
- Sensación de vergüenza
- Deseos de abandonar el trabajo
- Predisposición a sufrir más enfermedades

¿Quiénes pueden padecer cansancio y agotamiento?

Cualquier persona que presente alguna de las causas y de los síntomas mencionados y sufra de agotamiento debe visitar a un médico urgente. Básicamente, el cansancio puede presentarse en cualquier persona, pero es más común en:

• Individuos muy motivados que pierden el interés y la motivación.

• Personas con ambición que no cumplen sus objetivos.

• Aquellos que trabajan con excesivo esfuerzo y se sienten agotados para hacer lo que se proponen.

• Adultos que no se sienten apreciados por el entorno laboral.

• Las mujeres con menstruaciones abundantes o con síndrome premenstrual.

• En la etapa previa a la menopausia también puede sufrirse cansancio extremo.

• Personas que no han podido superar el duelo y la pérdida de un ser querido.

También están en zona de riesgo aquellas personas que:

• Les cuesta decir que "no" a las obligaciones.
• Ocupan un cargo laboral alto y no saben delegar tareas.
• Se cargan de actividades y responsabilidades adicionales a su ritmo de vida.
• Expuestas a un período prolongado de presión por problemas laborales, familiares, etc.
• Se caracterizan por brindar ayuda y consejos emocionales a los demás y, muchas veces, no reparan en sus propios sentimientos.

Distintas fases del agotamiento laboral

Fase 1: Luna de Miel

Esto ocurre cuando obtiene una nueva posición laboral, cuando uno está "enamorado" con su trabajo.
Aunque el trabajo es estresante, lo ve desafiante. Se dedican largas horas al trabajo, pero uno deja de cuidarse bien.

Fase 2: Falta de energía

Uno sigue dedicando largas horas al trabajo, pero lo disfruta mucho menos y se comienza a sentir molesto con la situación.
La energía disminuye significativamente.
Aparecen las primeras señales de advertencia, como:

Insatisfacción: La "modorra" de los lunes comienza a

extenderse al martes, miércoles, jueves...
Ineficiencia en el trabajo: No se cumplen los plazos, se pierde la creatividad y se tienen accidentes en el trabajo.

Insomnio: Cuando uno piensa constantemente en el trabajo, incluso cuando se supone que debe estar durmiendo.

Actividades de escape: Cuando hay aumentos en las ganas de fumar o beber en los momentos destinados a comer.

Fase 3: Síntomas crónicos

La persona entiende que algo está mal porque no se siente bien física o emocionalmente.
Se da cuenta de que aumentan los dolores de cabeza, los resfríos, los dolores de espalda u otras enfermedades relacionadas con el estrés como úlceras, diarrea o acidez estomacal.
Uno reconoce que siempre está enojado, ansioso o deprimido.

Fase 4: Crisis

Los síntomas de la fase anterior se vuelven más perjudiciales y pueden convertirse en enfermedades.
La persona se transforma en un "escapista" que quiere huir de todo, incluidos la familia, los amigos y el trabajo.
Se puede caer en el abuso del alcohol o las drogas.

Los problemas en esta fase ponen la vida en peligro. Puede haber riesgo de infarto y adicciones.

¿Cuándo acudir al médico?

- Cuando la persona está confundida o mareada.
- Si se tiene la visión borrosa.
- Cuando la cantidad de orina es poca o nula.
- Cuando haya cambios de peso abruptos.
- Si el estado de fatiga y agotamiento es acompañado de fiebre o pérdida de peso involuntaria.
- Si hay estreñimiento, piel reseca o intolerancia al frío.
- Si durante la noche la persona se despierta muchas veces.
- Cuando se sufre dolores de cabeza.
- En situación de depresión profunda, tristeza o decaimiento emocional.
- Si el estado de cansancio se presenta al cambiar una medicación.

El control médico

Cuando el cansancio y el agotamiento ya han dejado de ser una cosa pasajera y estamos sintiendo algún síntoma similar a los que hemos descrito hasta aquí, se hace fundamental una vista al médico de cabecera para intentar localizar el punto de inicio.

Como hemos visto, las causas de nuestra sensación de fatiga pueden ser de distintos orígenes. Por eso, el médico deberá evaluar en qué momento del día se presenta el agotamiento, si es permanente, si es por la mañana o por la noche, o si nos sorprende en cualquier instancia del día.

Luego de analizar la historia clínica y antes de ordenar los análisis pertinentes, el doctor realizará una serie de preguntas indagando en el estilo y la calidad de vida del paciente; esto lo ayudará a localizar el principio de la fatiga:

• En el pasado ¿ha padecido de agotamiento? Si es así, ¿se presenta en ciclos regulares?
• ¿El cansancio se ha manifestado recientemente o hace mucho?
• ¿Hace cuánto tiempo sufre de fatiga?
• ¿Tiene sensación de estar aburrido, estresado, infeliz o decepcionado?
• ¿Cómo son sus relaciones familiares, laborales y amorosas?
• ¿Falleció alguna persona querida?
• ¿Tuvo más actividad las últimas semanas?
• ¿Con qué alimentos realiza su dieta?
• ¿Practica ejercicio en forma regular?
• ¿Siente dolores frecuentes o tiene vómitos y náuseas?
• ¿Cambió en su apetito o su peso las últimas semanas?
• ¿Se duerme durante el día sin que esto se pueda controlar?
• ¿Toma medicamentos recetados o no? ¿Cuáles?
• ¿Cuántas horas duerme por la noche? ¿De qué hora a qué hora?

- ¿Amanece descansado o fatigado?
- ¿Se despierta durante la noche?
- ¿Demora mucho para dormirse?
- ¿Ronca?
- ¿Se siente agotado durante todo el día? ¿La fatiga empeora a medida que transcurre el día o es igual?

A través de preguntas como las anteriores, el especialista podrá ir focalizando en algunos puntos específicos para buscar una solución al cansancio y el agotamiento crónicos.

El síndrome de fatiga crónica, ¿qué es el SFC?

Se conoce con el nombre de SFC el síndrome de fatiga crónica. Se trata de un mal que condiciona la rutina de quienes lo padecen y cuyas causas aún no tienen explicación científica. Esta afección empieza con síntomas seudogripales y se prolonga alrededor de seis meses o más.
Los médicos diagnostican esta enfermedad luego de haber agotado todas las demás causas posibles del cansancio y de que el paciente continúe padeciendo el agotamiento.
El SFC se comenzó a estudiar hace pocas décadas, pero está subdiagnosticado y se llega al mismo luego de descartar todas las demás alteraciones que pueden provocar los síntomas.

¿Cómo se manifiesta el SFC?

Quienes lo padecen sienten una ausencia total de energía. El cansancio no se extingue aunque se duerma bien y la persona siente que sus fuerzan se reducen a la mitad. Los esfuerzos más sencillos como bañarse o caminar los dejan agotados por completo.

Se empieza a hablar de SFC cuando luego de varios meses el paciente manifiesta problemas para estar parado un tiempo prolongado, dolores de garganta, pinchazos, calambres, molestias musculares (en la cara, los hombros, el cuello, los pies y la espalda), problemas de concentración y cansancio permanente que aumenta con cualquier actividad cotidiana.

Algunos enfermos de SFC luego de un día agitado tienen fiebre por la noche, necesitan dormir una siesta y no logran reponerse de un día para otro. A su vez, esa sensación de cansancio altera el comportamiento social de las personas pues interfiere en su trabajo, en su estudio, no pueden permanecer mucho tiempo en las fiestas, salir hasta tarde, etc.

Al ser una enfermedad crónica, con fases de calma y de recaídas, es complicado encontrar tratamientos para combatirla. Por ello se recomiendan todas las terapias alternativas como acupuntura, yoga y medicamentos naturales para encontrar momentos de serenidad más prolongados.

eL insomnio

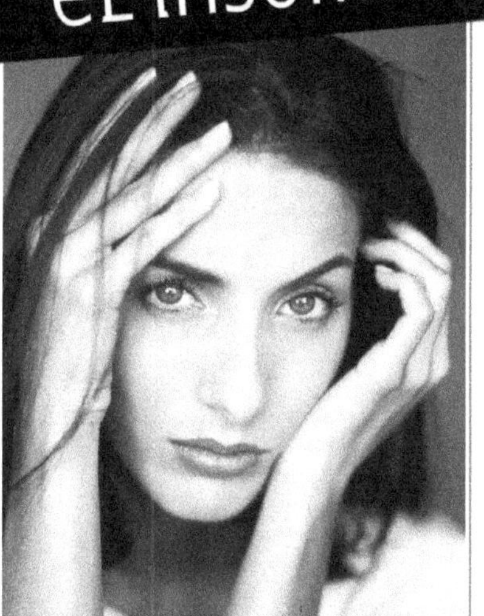

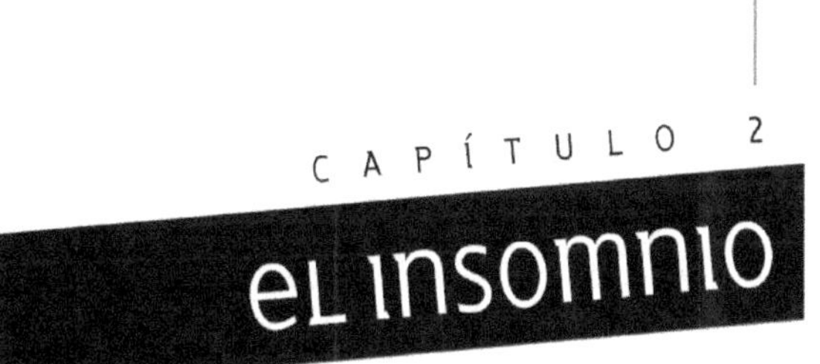

Como ya hemos dicho el insomnio y los problemas del sueño no deben ser confundidos con el cansancio y el agotamiento. No son lo mismo, si bien el insomnio suele presentarse como un síntoma del agotamiento, realmente es una causa de la fatiga o extenuación crónica. Para entender de qué se trata el insomnio, vamos a recorrer estas páginas.

El insomnio, ¿qué es?

Insomnio significa "sin sueño". El insomne será entonces aquel que no tenga sueño, aquel que no pueda dormir. La palabra (de origen griego) persigue a innumerables personas que no pueden dormir de noche, que no pueden descansar; son aquellos insomnes que, sin sueño, careciendo de él, a pesar de sus ganas de dormirse, transcurren las noches desvelados, dando vueltas en la cama, esperando ansiosos la llegada del sueño: esa misma ansiedad por dormir será a la vez causa y consecuencia del insomnio, ya que la llegada del sueño requiere de la total relajación de la persona.

El insomnio también es conocido como:
• Incapacidad para dormir.
• Desvelo.
• Estado de vigilancia eterna.

El insomnio es una enfermedad que se presenta en tres formas diferenciadas. Si bien cada una de ellas se interrelaciona con las demás, podemos distinguir entre las formas del insomnio a:

• La dificultad para conciliar el sueño apenas se va a la cama.
• El despertarse muy temprano por la mañana.
• El despertarse frecuentemente durante la noche.

Todos estos tipos de insomnio pueden ocasionar somnolencia diurna, baja concentración e incapacidad para sentirse fresco y renovado en las horas de la mañana. Frecuentemente la persona que padece de insomnio es afectada por las tres formas del mismo; otras personas, en cambio, sólo padecen de alguna de las formas, o de dos de ellas.
El insomnio genera estados de nerviosismo y debilidad. Es una alteración del sistema nervioso caracterizada por la imposibilidad de dormir a causa de la falta de sueño, sea por dificultad para conciliarlo o por despertarse súbita-

mente y no poder reanudarlo. Todas las personas tienen noches de desvelo ocasionalmente y para la mayoría de ellas esto no es algo preocupante.

Pero hay un cuarto de la población de las grandes urbes que sufre problemas ocasionales para conciliar el sueño, y el insomnio es un problema crónico para aproximadamente una de cada diez personas.

En estos casos, la falta del descanso gratificante deteriora la capacidad de la persona para desempeñarse en sus actividades diarias, ya sea porque están demasiado cansadas o porque tienen problemas para concentrarse.

¿Cuánto debería dormir una persona para desempeñar con energía sus actividades?

La mayoría de los adultos se desempeñan bien durmiendo ocho horas cada noche hasta los sesenta años de edad. Después de esta edad seis horas pueden ser suficientes. Aunque los ancianos necesitan dormir menos, casi la mitad de las personas mayores de sesenta años sufre de algún grado de insomnio.

La mejor forma de medir la cantidad de sueño que se necesita es saber cómo se siente el individuo. Si se despierta sintiéndose renovado es porque está durmiendo lo suficiente. Para algunas personas, este bienestar se logra durmiendo sólo cuatro horas, mientras que otras pueden necesitar hasta diez horas de sueño para poder sentirse descansadas.

El empleo de sedantes de acción prolongada o en altas dosis para curar el insomnio puede empeorar el problema con el tiempo. El uso de antihistamínicos (el ingrediente principal en las pastillas para dormir de venta libre) puede también llevar a dificultades similares y con el tiempo pueden llegar a ocasionar un deterioro de la memoria de tipo irreversible.

Con frecuencia, los calmantes fuertes inducen una tolerancia al medicamento y no proporcionan un sueño natural y tranquilo. Como resultado, la persona puede sentir más dependencia del medicamento y concluir que necesita una mayor cantidad. El círculo vicioso se vuelve peor. Las dosis mayores empeoran las posibilidades de dependencia, tolerancia y efectos secundarios. La suspensión de los medicamentos puede causar insomnio de rebote y síndrome de abstinencia.

Los problemas de insomnio son generalmente ocasionados por los malos hábitos para dormir y casi nunca por una enfermedad letal, en la mayoría de las personas. Sin embargo, si se están presentando dificultades para conciliar el sueño, es necesario someterse a una evaluación de los niveles de depresión, ya que el insomnio es un síntoma clave de este trastorno. Además, como venimos mencionando, el insomnio puede provocar una reducción en los niveles de energía, irritabilidad, desorientación, ojeras, cambios en la postura y la llegada de un estado de fatiga crónica.

El hecho de consultar a un psiquiatra, a otro médico o a otro experto en salud mental puede servir para evaluar los trastornos psiquiátricos que llevan al insomnio. Los antidepresivos, usualmente, pueden ayudar no sólo a mejorar los trastornos del sueño, sino también los de depresión, y son medicamentos que no ocasionan las mismas preocupaciones acerca de la dependencia y la tolerancia como los sedantes.

Las pesadillas y los sueños que interfieren con la conciliación del sueño pueden también responder bien a la terapia, que, encontrando sus causales profundas (el momento de génesis del, por llamarlo de alguna manera, trauma), puede dedicarse a curar los síntomas.

Si bien se ha considerado al insomnio como un síntoma de otro tipo de trastornos, los especialistas afirman que el insomnio se da más frecuentemente en personas sin ningún otro problema. Por eso, afirman, su tratamiento como elemento aislado es importante, incluso cuando acompaña a algún otro problema: su mejora influye de manera importante en la solución de los trastornos a los que se asocia.

Esto no hace más que demostrar la causalidad del insomnio en los estados de cansancio y agotamiento.

Entonces, ¿cuándo podemos hablar de insomnio?

Para responder esto, nos podemos basar en la definición que realiza la Organización Mundial de la Salud (OMS): "[...] el insomnio primario es una queja que dura al menos un mes de dificultades en iniciar o mantener el sueño o de que este no sea reparador".

En la definición de la OMS se hace hincapié en el hecho de que exista la queja porque se ha comprobado que, con patrones de sueño similares, algunas personas lo viven sin problema, porque no achacan a la falta de sueño sus dificultades y fatigas diarias, mientras que otros sí lo hacen.

Las nuevas formas de vida y su influencia en el sueño

Los trastornos en el sueño y en el descanso, como el caso del insomnio, son trastornos íntimamente ligados al estilo de vida, por lo que el diagnóstico debe tener en cuenta tanto las circunstancias que rodean la actividad familiar y social del individuo como la situación laboral que presenta.

El insomnio ha crecido notoriamente con el avance de la modernidad: la luz eléctrica y los horarios extendidos que proponen las grandes urbes hacen que para algunas personas excesivamente nerviosas se haga difícil conciliar el sueño.

La razón es sencilla: el que padece insomnio no puede relajarse porque no puede parar de preocuparse por sus actividades, por sus problemas. Sería, suponemos, más sencillo en la antigüedad enfrentarse al placer del sueño: no había, en ese entonces, nada que hacer en la noche más que descansar. El mismo ritmo de vida de las personas premodernas hacía que en ellos las preocupaciones no impidieran el sueño: por la noche era imposible dedicarse a las actividades cotidianas (la falta de luz era la fuente de esa imposibilidad).

En el mundo moderno las cosas han cambiado. La gente suele estar preocupada, por ejemplo, por sus actividades incluso en horarios nocturnos: esto se da porque el insomne sabe que podría levantarse y continuar, en muchos casos, con las mismas. Pero la misma idea de trabajar por las noches después de haber trabajado todo el día es alocada. El que la considera, sabe en su fuero más íntimo que la mejor manera de trabajar al otro día es durmiendo bien por la noche. Aún así, el problema no es de fácil solución.

El insomnio es, por ejemplo, uno de los trastornos más comunes entre las personas que trabajan en turnos de noche debido a la alteración de los ritmos circadianos y a diversos factores sociales. Las personas que trabajan de noche también sufren más estrés, depresión, y tienen índices más elevados de separación y divorcios, ya que la vida familiar se resiente si los cónyuges no coinciden en sus horarios.

Por otra parte, es frecuente el abuso de café y tabaco en un intento por mantenerse despierto durante el trabajo, y de alcohol y fármacos hipnóticos para adquirir el sueño. En estos casos el trabajador debe intentar dormir el máximo tiempo posible durante el día y pensar que el sueño es una prioridad, por encima de otras actividades familiares o sociales. En caso contrario, su salud puede resentirse de manera grave, porque el sueño es un momento especialmente importante para el ser humano.

La función y las fases del sueño

La extensión del sueño varía de una persona a otra: en promedio es de siete horas pero puede variar de cuatro a diez horas según los hábitos y las edades (la duración del sueño es más larga en los niños y disminuye con la edad). El sueño es muy importante para nuestro equilibrio físico, intelectual y mental: la función principal del sueño es restaurar y recuperar las funciones cerebrales.

La alternancia del ciclo vigilia-sueño resulta de la acción de diferentes sustancias ligadas al ritmo circadiano (reloj interno de nuestro organismo sobre un ciclo de veinticuatro horas). Estas sustancias son la noradrenalina, la acetilcolina y la serotonina, de ésta ultima proviene la melatonina u hormona del sueño, y cuyo precursor es un ácido esencial (el triptofano) que se encuentra en los huevos, la leche, la carne y los cereales de nuestra alimentación.
Bajo los efectos de la oscuridad la glándula pineal libera la melatonina y su secreción es máxima entre la una y las cinco de la mañana.

El sueño tiene dos fases:

• El sueño lento
Está dividido en cuatro estados, cada uno más profundo que el otro. El último de estos estados, llamado "sueño delta", es el umbral en el cual el individuo es más difícil de despertar.

• El sueño llamado paradójico
Este es el sueño que marca el final de cada ciclo. Al despertarse después de esta fase, el individuo guarda un recuerdo muy vivo del sueño que acaba de tener. Una noche de sueño normal comprende de cuatro a cinco ciclos completos.

Las formas del insomnio

Hemos definido el insomnio como la incapacidad de lograr un sueño adecuado y se manifiesta tanto en forma de dificultad para empezar a dormir, como en forma de despertares prematuros, insuficiente cantidad de sueño, o sensación de no sentirse descansado después de una noche de sueño. Puede deberse a una diversidad de factores tanto internos como externos o anomalías propias del mecanismo de control del ritmo vigilia-sueño.

Afecta más a las personas mayores y a las mujeres durante el embarazo y la menopausia que a las jóvenes y a los hombres. Se necesita cubrir las necesidades de sueño para encontrarse bien. Un problema de ausencia de sueño prolongado produce un estado de irritabilidad en quien lo padece, pudiendo ocasionarle una depresión.

Pero no existe sólo una, sino que hay muchas formas de insomnio:

- tardar demasiado tiempo en dormir,
- despertarse mucho antes del momento de levantarse,
- despertarse muchas veces por la noche,
- tener la sensación de que no se ha dormido bien y no se ha descansado.

Comencemos la clasificación con estos 3 tipos de insomnio:

• Insomnio de conciliación:
Cuando las dificultades se presentan para iniciar el sueño.

• Insomnio de mantenimiento:
Cuando comenzar el sueño es fácil, pero mantenerlo estable durante la noche es muy difícil. Cuando en el transcurso de la noche se presentan despertares frecuentes, lo cual deja al día siguiente sensación de cansancio.

• **Insomnio terminal:**
Cuando la persona no tiene dificultades para comenzar a dormir, pero se levanta más adelante, en la noche, y no puede volver a conciliar el sueño.

El insomnio crónico y el transitorio

Es el momento de distinguir entre dos tipos de insomnio que pueden relacionarse con cada una de las tres formas que mencionamos anteriormente. Tenemos que distinguir entre un problema de sueño temporal que es aquel que puede durar unos veinte días, más o menos, y un problema de insomnio crónico, cuando se prolonga más de este período.

• **Insomnio transitorio:**
Es el que dura menos de tres semanas. Resulta como consecuencia de episodios de estrés repentino, enfermedad pasajera, cambios de horario por viajes o falta de sueño en forma temporal. Se manifiesta como dificultad para empezar a dormir, dificultad para mantenerse dormido o despertares prematuros en la madrugada, incluso puede haber dificultad para dormirse durante el día. La ansiedad es una de las causas más comunes; los patrones normales de sueño usualmente se recobran en dos o tres semanas. En su origen intervienen numerosos factores que generalmente pueden ser modificados, como los ambientales y relacionados con el estilo de vida, ciertas enfermedades y los fármacos con los que se tratan. Cerca del 90% de la población urbana admite haber sufrido un episodio de insomnio a lo largo de su vida.

• **Insomnio crónico:**

Si el insomnio ha durado más de tres semanas debe considerarse como insomnio crónico. Entre las causas más comunes pueden citarse: dolores, dificultades para respirar, úlceras, asma, etcétera. Los problemas depresivos de tipo endógeno se caracterizan por la dificultad para mantener el sueño con despertar prematuro. Los pacientes que lo padecen generalmente se encuentran fatigados, irritables, tensos y deprimidos. El insomnio crónico puede ser el resultado de otros trastornos del sueño como apnea nocturna y narcolepsia. Puede ser percibido como una patología que interfiere en la actividad diaria del enfermo con graves consecuencias físicas y psíquicas.

La incapacidad para conciliar el sueño normal

Muchos especialistas proponen un modelo para entender el insomnio como un fallo de los mecanismos que llevan a conciliar el sueño normalmente, por ello parten de un modelo de la forma en que se desencadena el sueño. Afirman que dormir bien es una función automática que se desencadena asociada a factores como:

• Una situación fisiológica determinada (es decir: un cansancio interno).
• Un momento del día (que es generalmente la llegada de la noche).
• Un ambiente adecuado (como una cama y una habitación agradables).

Estos estímulos, internos y externos, facilitan:

- Una desactivación fisiológica.
- Una desactivación cognitiva.

Ambas son necesarias para que el sueño se desencadene. Cualquier fallo en estos elementos puede conducir a dormir mal una noche, pero si se rompe el automatismo se puede entrar en un proceso crónico que da lugar al insomnio.

Dentro del modelo mencionado aparecen dos elementos básicos para conciliar el sueño:

- El automatismo. Porque el sueño aparece cuando quiere y no podemos hacer nada voluntario e inmediato para conseguirlo. Es más, se da la paradoja de que los esfuerzos para conciliar el sueño son uno de los principales motivos para no dormir; esto ocurre porque pensar que no se va a poder conciliar el sueño y creer que por lo tanto no se va a estar lo suficientemente despierto para rendir al día siguiente, enfada al insomne y le lleva a redoblar sus esfuerzos para dormirse y un esfuerzo implica una activación que impide que se den las condiciones necesarias para dormir porque nos acerca a la vigilia.

- La plasticidad. Además del automatismo se afirma que es importante la plasticidad que lleva a acomodarse a cambios en el sueño (permite que, aunque sea un mal día o haya ocurrido un cambio de residencia o un cambio en el horario de trabajo, el sueño se concilie igual). El que duerme bien se ajusta de tal manera que, por una parte, no se preocupa por haber dormido mal un día y, por otra, sabe que el sueño de los días siguientes le permitirá recuperarse fisiológicamente.

De acuerdo con este modelo, cuando no se dan las condiciones no se dispara la función automática del dormir; así una situación fisiológica no adecuada, un ambiente físico no propicio y/o una activación fisiológica y/o cognitiva son los elementos que pueden llevar a no dormir una noche.

Cuando las condiciones adversas tienen una cierta duración y la persona no tiene la suficiente plasticidad para acomodarse a ellas, se puede producir una ruptura del automatismo necesario para conciliar el sueño y aparece el insomnio como problema.

¿Qué es un "dormir normal"?

Antes que nada digamos que se considera normal que una persona se duerma entre los cinco y los quince minutos luego de acostarse y cerrar los ojos. Es también normal que el sueño fisiológico dure entre siete y ocho horas.

Claro que se necesitan menos horas de sueño a medida que aumenta la edad: se duerme más en la infancia que en la edad adulta y, por otro lado, se ve que con la edad el insomnio crece. También existen las personas que durmiendo cinco a seis horas se mantienen activas y otras sólo pueden hacerlo si su sueño fisiológico es de ocho a diez horas nocturnas.

En todo caso, un buen dormir genera en la persona el levantarse descansado, fresco, sin cansancio residual. Si usted se despierta cansado o agobiado, probablemente padezca de algún tipo de insomnio.

Las causas del insomnio

Si usted o su pareja suelen roncar, si hay ruidos de terceros en su casa durante la noche, si sus vecinos llevan un horario de vida distinto al suyo y se quedan hasta tarde viendo películas de acción o si el camión de la basura pasa por su calle a las tres de la madrugada... todas estas situaciones pueden ser la fuente de su insomnio.

También pueden provocarle insomnio sus miedos, angustias o ansiedades; también su mala alimentación; también sus actividades cotidianas...

En el mundo moderno, como vemos, muchas y muy variadas pueden ser las causas que afecten al buen dormir. Cuestiones varias que comienzan a interrelacionarse y que acaban con el sueño.

Preocupaciones diversas que no lo dejan a uno dormir, molestias o estados de incomodidad debidos a ruidos, enfermedades, dolencias.

Muchas son las causas que pueden impedir el buen dormir, muchas pueden ser las causas del insomnio.

• Las causas psicológicas del insomnio

Los grandes cambios en su vida doméstica o laboral, los problemas financieros, la muerte de un ser querido o el haber transitado una situación traumática pueden generar en ocasiones la falta de sueño.

Las situaciones de angustia personal por problemas relacionados con el trabajo, la pareja o la familia son la causa muchas veces de no poder conciliar el sueño por las noches.

Es que a un cerebro perturbado se le dificulta descansar, a una persona traumada se le dificulta dejar de pensar en aquello que lo marcó, a una persona agobiada por penas varias se le hace imposible olvidar sus males, sus fantasmas. En las consultas psiquiátricas, por ejemplo, es muy común que el paciente refiera dificultad para dormir de noche como síntoma de su estado psicológico perturbado; la depresión, los trastornos de ansiedad, la excitación psicomotriz, la neurosis, van acompañadas en ocasiones varias por la falta de sueño.

Hay que considerar que determinadas situaciones pueden traer insomnio aparejado:

• Las preocupaciones laborales y económicas.
• Los conflictos conyugales.
• Los problemas familiares (discusiones, enfermedades, fallecimientos).
• Las disfunciones sexuales.
• La cercanía de exámenes.
• La necesidad de tomar una decisión importante.
• La llegada de la menopausia.
• El estrés.

Si usted está pasando por un momento difícil y se le hace complicado conciliar el sueño, piense en la posibilidad de iniciar un tratamiento psicológico. En todo caso, no se descuide. Siempre es mejor enfrentar los problemas en el momento en que estos se presentan. Si dejamos que el tiempo pase, dejamos que los problemas crezcan.

• Las causas sociales del insomnio

Hay casos en donde no se puede rastrear ninguna causa orgánica o psicológica clara. Pero es evidente que el ritmo acelerado de la vida cotidiana, especialmente en una gran ciudad, con el excesivo estado de tensión que genera y, por otro lado, el predominio de trabajos sedentarios que comportan un bajo gasto de energía física, han hecho aumentar de manera alarmante la dificultad de conciliar el sueño en un gran porcentaje de la población.

Denominamos a estas causas como sociales porque creemos que su origen está en la misma forma que ha tomado la sociedad después de la revolución industrial. El trabajo asalariado; la vida en las grandes urbes; los constantes ruidos; las luces que no se apagan nunca; la angustia ante la posibilidad de fracasar, que se presenta latente, siempre a la vuelta de la esquina, en todas las actividades y a todos los niveles de la vida moderna, generan en muchas personas la falta de sueño.

• Las causales farmacológicas

El abuso de sustancias como el alcohol, el tabaco, la cafeína, la cocaína o los tranquilizantes es común causal de insomnio. Pero no sólo estas drogas pueden provocar falta de sueño.

Los diuréticos, las pastillas para adelgazar, algunas pastillas para combatir la jaqueca, varios tipos de medicina pueden provocar el insomnio como efecto secundario. Por eso, antes de tomar medicamentos, es importante leer sobre las contraindicaciones; si usted padece de insomnio, seguramente no le convendrá tomar medicamentos como broncodilatadores, drogas estimulantes del sistema nervioso central, medicamentos para disminuir el apetito, algunos diuréticos, la fenitoina, inhibidores de la monoaminoxidasa y los betabloqueadores.

Algunas de las benzodiazepinas que se emplean para inducir el sueño pueden producir cierto tipo de insomnio de rebote y ansiedad, esto puede ser aún con dosis simples. Después de la supresión de un tratamiento a largo plazo con benzodiazepinas de vida media, pueden también observarse episodios de insomnio severo y ansiedad (pueden durar dos a cuatro semanas) más fuertes incluso que lo experimentado previo al inicio del tratamiento.

En cuanto al alcohol, contrariamente a lo que mucha gente piensa, no ayuda a dormir bien. Más bien todo lo contrario: si toma demasiado alcohol por la noche, no sólo dormirá peor sino que corre el riesgo de mezclar resaca con cansancio el día siguiente.

• Los hábitos inadecuados de descanso

El cambiar constantemente de horario de sueño, intercambiando el día por la noche por motivos de trabajo, o por reiterados viajes en avión, o por la continua asistencia a fiestas o reuniones sociales, o la costumbre de echar siestas demasiado prolongadas, también pueden ser causas de la falta de sueño (por la imposibilidad del organismo, debido a estas actividades, de adquirir un hábito adecuado de sueño).

• **El padecer problemas ambientales o materiales**

El ruido ambiental; o una cama no adecuada, con el colchón muy blando, o demasiado duro, o con las sábanas inadecuadas para la estación; o el dormir en una habitación donde entra mucha luz son elementos que muchas veces impiden conciliar el sueño.

Estar incómodo al momento de acostarse puede ser letal para alguien a quien le cuesta conciliar el sueño. Muchos insomnes saben que, si bien pueden controlar medianamente el mal cuando están en sus casas, muy difícil se les hace dormirse si por alguna razón se ven obligados a hacerlo fuera de sus hogares.

Esto se da porque estas personas han sabido acondicionar su casa de manera tal que el insomnio se mantenga alejado (es decir, han procurado hacer del espacio de dormir un lugar cómodo, agradable, en el que no hace demasiado frío ni demasiado calor, ventilado y en donde no se escuchan ruidos molestos ni se cuela la luz). Una vez que se ven obligados a dormir, por ejemplo, por alguna razón, en un hotel, todo puede molestarlos: la excesiva dureza del colchón, o lo incómodo de las almohadas, o el olor extraño de la habitación, o la luz que entra por la persiana apenas amanece. Carecer de un lugar cómodo y agradable para dormir, entonces, puede hacer difícil conciliar el sueño.

• **La mala alimentación**

Una alimentación demasiado abundante o excesivamente rica en grasas animales y realizada poco antes de ir a la cama puede muchas veces impedir el buen dormir.

Acostarse demasiado pesado, haber comido en abundancia o haber cenado de más hace difícil poder conciliar el sueño de manera adecuada; muchas personas que por su horario de trabajo se ven obligadas a cenar apenas antes de dormirse padecen de insomnio. Son aquellos que suelen comer en exceso. Una cena frugal, liviana, no impide el buen dormir, incluso si es realizada poco tiempo antes del momento de acostarse.

• El ejercicio físico antes del descanso

El estado de excitación en el que queda el cuerpo después de realizar actividad física intensiva genera en muchas ocasiones falta de sueño en el deportista nocturno (que no se lea esto como un llamado al sedentarismo. La actividad física debe realizarse por lo menos dos horas antes de acostarse, pero si es al momento de levantarse, antes del desayuno, mejor. El sedentarismo, como veremos en las próximas líneas, tampoco es recomendable).

• El sedentarismo

Aquellas personas que trabajan en oficinas largas horas del día, sin despegarse de sus escritorios (los oficinistas, los escritores), suelen padecer la falta de sueño en ocasiones, especialmente en aquellos casos en los que el viaje al trabajo no se realiza caminando. La escasa o nula actividad física puede generar en la persona carencia de cansancio; éste, a su vez, puede generar insomnio.

La ausencia de actividad física hace que el cuerpo no se canse: si este no se cansa, será más difícil conciliar el sueño. Por eso se recomienda, contra el insomnio, la actividad física, no realizada ésta, como ya vimos, en las dos horas anteriores al momento de acostarse.

• **El uso inadecuado de la cama**

La costumbre de leer en la cama, escuchar música o ver la televisión acostado en ella muchas veces origina problemas de sueño.

Es bueno que el espacio del dormir sea cómodo, pero también es importante que el mismo se dedique únicamente al dormir. Si uno está todo el día tirado en su cama probablemente ésta deje de ser aquel lugar que lo llama al sueño.

Es recomendable, entonces, que dentro de la medida de sus posibilidades, intente tener un espacio para dormir diferenciado del resto de la casa. El momento de acostarse, entonces, será un momento especial, único en el día, diferente al momento de la vigilia.

Por otra parte, no es recomendable mirar televisión antes de dormir. La emisión catódica produce en los ojos, y a través de ellos en el cerebro, una sobreexcitación que hace que después sea difícil conciliar el sueño.

Tampoco es recomendable dormirse con la radio prendida: tal vez sea agradable que nos arrulle Beethoven, pero será difícil dormir si la música continúa y continúa durante toda la noche. En todo caso, si le gusta dormirse con música, ponga un disco. Si no, consígase una radio con apagado programable, y haga que la música cese treinta minutos después del momento en que usted se haya acostado.

La lectura es recomendable para algunas personas. Otras quedan tan sobreexcitadas con la danza de palabras que padecen luego la falta de sueño. Un ejemplo célebre es el curiosísimo hidalgo Don Quijote de la Mancha: la lectura compulsiva le quitó el sueño; la falta de sueño, la razón.

• El padecimiento de enfermedades físicas

Ciertas enfermedades (como los problemas de bajo nivel de azúcar en la sangre, tiroides, enfermedades respiratorias, entre otras) pueden afectar la normal conciliación del sueño.

El dolor físico producido por las mismas enfermedades (especialmente las de naturaleza reumática) o los efectos colaterales de los medicamentos que utilizamos para combatirlas pueden impedir el dormir bien.

• El tener pesadillas

El miedo a sufrir pesadillas en aquellos que las sufren de manera recurrente puede impedir la normal conciliación del sueño.

La persona que padece sueños pesados prefiere en ocasiones, aunque sin saberlo, no dormirse antes que entregarse a los miedos que se materializan en el sueño. Obviamente, la decisión de no dormirse es tomada por la persona a nivel inconsciente.

• Los estados depresivos

Las personas que sufren de depresión u otros trastornos psicológicos como ataques de pánico o ansiedad pueden experimentar mayor dificultad para dormir por la noche. Todas estas enfermedades de origen psicológico hacen que la persona se mantenga en un estado de vigilancia perpetua que, en ocasiones, le impide conciliar el sueño.

• Los embarazos

Muchas mujeres padecen de insomnio durante el embarazo. La excesiva tensión que genera en algunas mujeres la próxima maternidad hace que se les haga difícil conciliar el sueño por las noches.
Luego del parto, además, el ritmo de vida cambia: hay bebés que no duermen por la noche y en consecuencia sus padres tampoco. Y una vez que han logrado calmar a un bebé que llora por la noche, es frecuente que los padres tengan dificultad en volver a dormirse.

• La edad avanzada

El envejecimiento produce cambios en el patrón del sueño. En las personas mayores es frecuente la reducción de las horas y la calidad del sueño y un aumento de la somnolencia diurna.
Esto no quiere decir que todos los ancianos padezcan de insomnio; muchos de ellos se las arreglan con menos horas de sueño que un adulto activo. Pero es común que

aquellas personas que hayan padecido de alguna forma de insomnio durante su vida adulta vean potenciarse el mal con la llegada de la vejez.

Otros, que nunca padecieron el mal, son afectados en el momento en el que el cuerpo envejece; muchas veces el insomnio entre los ancianos está asociado al excesivo sedentarismo, puesto que éste se potencia con la llegada de la edad jubilatoria, muchos ancianos dejan de realizar cualquier tipo de actividad una vez que se retiran del trabajo. Esto no puede hacer más que aumentar los riesgos del insomnio.

El insomnio como consecuencia de otras enfermedades

A veces sufren el insomnio las personas que padecen males tales como el asma, el colon irritable, la impotencia, el acné u otras alteraciones de la piel, la caída del cabello, la apnea del sueño, las alergias, la obesidad, la ansiedad, la hipertensión, etcétera.

Muchas veces bien por los efectos físicos que la enfermedad genera (dificultad de respirar o tos, picores, necesidad de acudir al cuarto de baño repetidas veces, dolor abdominal), otras por los efectos psicológicos asociados a la misma (nerviosismo, preocupación, estrés). En todo caso, veamos cuáles son algunas de las enfermedades más comúnmente asociadas con el insomnio:

• Los trastornos cardiovasculares (entre ellos, la insuficiencia coronaria, la insuficiencia ventricular izquierda y las arritmias cardíacas).

• Los trastornos pulmonares (como la enfermedad pulmonar obstructiva crónica o el asma).

• Los trastornos de la conducta alimentaria (como la anorexia nerviosa).

• Los trastornos endocrinos (como la disfunción tiroidea).

• Los trastornos neurológicos (entre ellos, cefaleas, enfermedad de Parkinson, lesiones en el tálamo).

¿Cuáles son los síntomas del insomnio?

Es el momento de indagar acerca de aquello que el insomnio genera: sus consecuencias y cómo se ven afectados aquellos que padecen esta enfermedad.
Cuando no dormimos lo necesario algo dentro de nuestra mente se afecta y, aún cuando seguimos funcionando, cumplir con nuestras obligaciones cada vez nos cuesta más trabajo.
Si usted no padeció nunca de insomnio, seguramente pasó en alguna oportunidad una noche sin dormir por trabajo, por tener que cuidar a algún familiar enfermo; la sensación al día siguiente, como de no estar del todo en el lugar en el que se está, es similar a la que padecen los insomnes a diario.

Las consecuencias en la vida cotidiana

Estos problemas se traducen en baja productividad laboral, problemas cognitivos, incremento en la posibilidad de accidentes, irritabilidad, mayor riesgo de enfermedades, muerte prematura y disminución en la calidad de vida.

Hay estudios que demuestran que en las personas que no duermen bien se afecta negativamente el sistema inmunológico que es el encargado de combatir los virus y las bacterias que nos causan enfermedades.

Algunos investigadores también han llegado a la conclusión de que el sueño actúa como un antioxidante removiendo lo que se conoce como radicales libres, es decir, átomos, por lo general de oxígeno, altamente reactivos e inestables que se liberan como producto del metabolismo y que tienen la capacidad de dañar las células. Se estima que la falta crónica de sueño puede acelerar el envejecimiento del cerebro.

Las consecuencias en el trabajo

El problema de la falta de sueño se agudiza como consecuencia de los cambios tecnológicos en el mundo del trabajo, que hacen que muchas personas trabajen hasta altas horas de la noche o en horarios rotativos.

Nuestras características biológicas, producto de cientos de miles de años de evolución, nos han programado para necesitar entre seis y diez horas de sueño diario.

En nuestra era, la era de la máquina, la del mundo en constante actividad las veinticuatro horas del día los trescientos sesenta y cinco días del año, los cambios tecnológicos se están produciendo a un ritmo mucho más acelerado que el de nuestra biología, por lo que terminamos haciéndole a nuestro organismo demandas que no está preparado para asumir.

Cuando esto sucede, los problemas en el trabajo pueden ser muchos y de muy variada índole: el insomne sabe que después de una noche sin dormir no podrá cumplir con sus obligaciones de manera adecuada porque no estará al cien por cien de su capacidad. Esto puede provocarle baja productividad; también estará más expuesto a los accidentes laborales.

Es por eso que muchas empresas deben entender que no vale la pena sobreexigir a lo trabajadores: en lo casos en que el trabajo nocturno sea necesario, los turnos de trabajo no deberían ser de ocho horas sino, a lo sumo, de seis. También sería necesario que los trabajadores nocturnos contaran con días de franco una vez a la semana. Contar con trabajadores insomnes y no hacer nada para acabar con la situación puede ser fatal para el empleador, que es, sin duda, el principal afectado por las bajas productividades de sus empleados.

CAPÍTULO 3

EL estrés

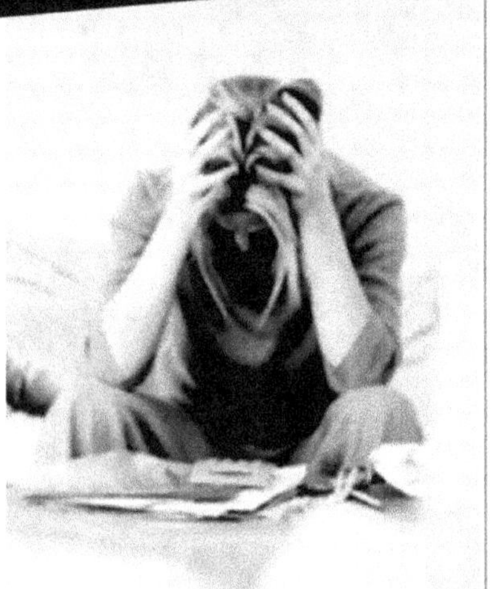

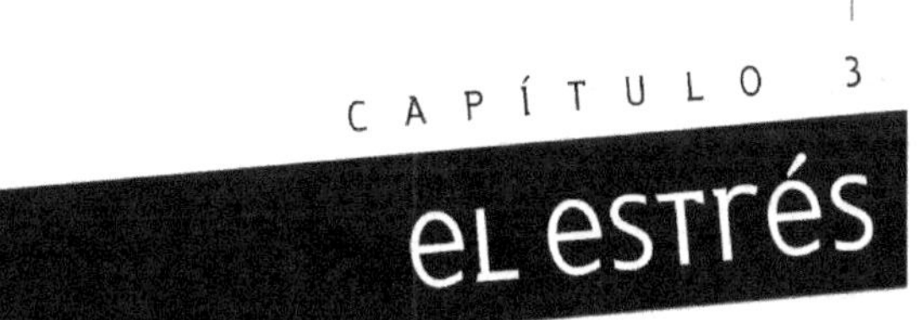

El estrés como causa de la fatiga y el cansancio

El cuerpo humano cuenta con los sistemas y mecanismos de defensa necesarios para protegerse de las presiones cotidianas y de las situaciones de tensión momentáneas. Pero el ritmo de vida que llevamos y la permanente exposición a numerosas complicaciones hacen que se genere una acumulación de sobreesfuerzo que el organismo, a veces, no puede sostener. Todas esas cargas laborales, emocionales, físicas, psíquicas, amorosas o económicas –entre otras–, que se almacenan en el organismo, nos hacen perder el foco de nuestras actividades, de nuestros vínculos y de nuestros sentimientos. El cuerpo comienza a perder fuerza, el físico no nos responde, olvidamos las cosas que nos hacen sentir bien, desatendemos a nuestras parejas, dejamos de lado la cena semanal con nuestro grupo de amigas o amigos, peleamos muy a menudo, nos ofuscamos, durante el día tenemos sueño y por la noche no podemos descansar, y muchos otros síntomas que comienzan siendo imperceptibles o aislados y que, con el correr de los días, de las semanas y del aumento en las obligaciones se convierten en permanentes. Es decir, todos eslabones que conducen a un estado de fatiga y cansancio crónicos.

Algunos de estos estados de estrés necesitarán la visita al médico o al analista para encontrar la verdadera raíz del problema y buscar sus soluciones. Otros, iniciados por causas menores, si son controlados a tiempo pueden encauzarse mediante la aplicación de alguna terapia relajante como la meditación o el yoga.

Pero ¿qué es el estrés? En los inicios de la civilización, el estrés actuaba como un mecanismo innato para luchar ante los cambios y hacer frente a los conflictos que afrontaba el hombre. Peleando o huyendo, los habitantes de aquellos tiempos consumían las sustancias que volcaban a la sangre y eliminaban la sensación de agobio.
El problema del estrés actual es que debemos soportarlo y aguantar momentos de miedo, confusión y tensión ante situaciones en el trabajo, en la calle o con nuestra familia; pero sólo podemos sobrellevarlo y reprimir esa agresión primitiva. Lo más grave de esta situación es que nuestro cuerpo lo paga: acumulamos la tensión en forma de contracturas, problemas digestivos, posturales, arritmias cardíacas, diabetes, colesterol y un sinfín de efectos indeseados.

Son múltiples los factores externos e internos capaces de producir un impacto en nuestro sistema defensivo. Entre las causas y los motivos más comunes podríamos mencionar:

• **Agentes biológicos:** Enfermedades, acontecimientos ligados a procesos de daño sobre el cuerpo o enfermedad.

• **Agentes climáticos:** Las inclemencias de los cambios climáticos, exceso de frío o exceso de calor; las incomodidades prolongadas en este aspecto son agentes generadores de estrés.

• **Agentes químicos:** Uso y abuso de sustancias que alteran el normal funcionamiento del organismo, como alcohol, tabaco o drogas.

• **Agentes sociales:** Exceso de trabajo, conflictos o demandas familiares excesivas, situaciones conflictivas de pareja, divorcios, mudanzas, etc.

Las causas externas

Es difícil aunque no imposible que un solo factor estresante llegue a generar una respuesta excesiva de estrés. Lo más habitual es que se trate de una serie de factores que se van acumulando y que desencadenan en el síntoma patológico.

Cuando pasa el tiempo y no se ha relajado el cuerpo que ha sido expuesto a un factor estresante, la adrenalina y las hormonas vertidas en la sangre nunca bajan su caudal; el cuerpo va acumulando tensión; los músculos se convierten en "almacenadores" de la tensión; y existe una sobrecarga permanente e innecesaria que, si bien muchas veces es ignorada, o no es percibida por la persona, afecta el estado de vigilia, ya que el agotamiento que produce disminuye la energía que necesitamos para las cosas simples y cotidianas.

Los problemas de la tensión muscular terminan afectando el sistema circulatorio debido al sobreesfuerzo que está realizando continuamente el corazón para vencer la resistencia que impone la musculatura sobre las arterias y que las hace rígidas.

Y, como nuestro cuerpo es una estructura de sistemas interrelacionados entre sí: no es posible que los problemas de un sistema, como el circulatorio, no afecten, más tarde o más temprano, a todos los demás sistemas del organismo. Así sucederá en cadena con el resto de los sistemas por lo que una simple carga de estrés, si no es corregida y combatida a tiempo, puede desencadenar problemas más graves y serios.

La tensión y las dificultades que se nos presentan instalan la presión sobre nosotros; nuestros músculos responden de manera inmediata, tensionándose; el cuerpo nervioso decodifica esta sensación de peligro que expresan estos músculos y una emoción negativa invade todo el cuerpo.

Teniendo en cuenta su forma de inicio, su duración, los daños que produce en el organismo y la manera de erradicarlo, existen dos tipos de estrés: el agudo y el crónico.

• **Estrés agudo:** Llamamos así a aquel que se presenta en un momento de tensión extrema, como puede ser la enfermedad de un familiar al que tenemos que cuidar, junto a las vacaciones de nuestro socio comercial al que debemos reemplazar y aumentar nuestras responsabilidades en el trabajo, sumado a que nos hemos peleado con nuestra pareja y que nuestro hijo no ha alcanzado a aprobar la evaluación final.

Esa carga de ansiedad producirá en la persona la sensación de que "yo no puedo con todo esto sobre mis espaldas..."

En un caso como este, al que seguramente ya nos hemos enfrentado de una u otra manera salvando las diferencias o los problemas, se pueden producir reacciones de dos tipos:

- tomar más fuerzas para luchar.
- buscar una escapatoria.

Si optamos por el primer camino, podemos superar la crisis (aquí podríamos pensar que no era tan grave) o generar una expectativa mayor y no poder cumplir con todos esos desafíos. En este caso sentiremos una desazón aún más grande, pues entenderemos el estado de estrés en el cual estamos inmersos y, al mismo tiempo, lo aumentaremos por la angustia de no haber concretado lo que nos habíamos propuesto.

Si el camino elegido fue la escapatoria, es probable que no incrementemos el nivel de estrés, pero seguramente dejaremos cuentas pendientes por allí y, más tarde o más temprano, volverán a la carga sobre nuestro cuerpo y el estrés será más perjudicial.

- **Estrés crónico:** Existen situaciones en las cuales un cuadro de estrés agudo comienza a hacerse permanente y la persona se acostumbra a convivir con el estrés, dando paso a un estado que reviste mayor gravedad y que se llama estrés crónico. Es decir, cuando las tensiones, las presiones y las angustias comienzan a convertirse en perpetuas y forman parte de nuestra forma de vida. Esta situación, invariablemente, terminará con un cuadro de agotamiento y cansancio.

Cuando una persona ha caído en una permanente situación estresante, además de perjudicar gravemente su vida, provoca una disminución continua de sus defensas y de sus sistema nervioso, generando al mismo tiempo, una gran debilidad ante cada agresión de agentes biológicos, químicos, sociales o climáticos, es decir, exponiendo el cuerpo a ser más propenso al estrés.

Ese estado crónico de estrés se manifiesta en un principio como un estrés agudo, empeora, se agudiza en todos los órdenes y, posteriormente, da inicio a otro tipo de molestias, en este caso, físicas: dolores estomacales, gastrointestinales, de cabeza; calambres en las piernas, puntadas en el pecho o la espalda, vómitos, temblores, fuertes sacudidas antes de dormir, etcétera.

Todos esos síntomas son manifestaciones corporales de que estamos expuestos a una situación de estrés crónico.

Estar atentos

El conocimiento que cada uno posee de su cuerpo hace que podamos percibir los síntomas corporales y mentales que sufrimos ante una situación estresante. Ansiedad, nervios, malestar estomacal o alteraciones en el sueño son problemas que podemos distinguir por nuestros propios medios. Pero a su vez, hay alteraciones en el semblante, en el comportamiento o en la forma de actuar que los demás observan en nosotros. Es común que una persona afectada por algún tipo de estrés reciba comentarios como "te veo cansado"; "estás nerviosa"; "tenés la cara pálida..." Todas esas situaciones son señales inequívocas de que un estado de estrés nos está afectando.

La relación entre el estrés y cada individuo es muy variable y puede ser completamente diferente en dos personas. Sin embargo, hay una escala de acontecimientos perturbadores y estresantes que afectan a todos por igual, pues son situaciones inesperadas, tristes, insalvables, de peligro o de muy difícil solución. Otros, como casarse, son felices, pero llevan a un profundo estado de tensión. En esa escala de complicaciones podemos encontrar por orden de importancia: fallecimiento del cónyuge; divorcio definitivo; menopausia; separación y alejamiento de la pareja; fallecimiento de un familiar cercano; conocimiento de una enfermedad grave o de una lesión que llevará mucho tiempo rehabilitar; contraer matrimonio; despido laboral; reconciliación con la pareja; jubilación –paso a retiro o alejamiento de un lugar donde se ha trabajo por muchos años–; enfermedades de los familiares más queridos; embarazo; disfunciones sexuales; nacimiento de un hijo; traslado laboral; cambio de funciones o modificaciones en el salario; fallecimiento de un amigo; períodos de fuertes discusiones de pareja; obtención de un crédito; independización de los hijos; deudas con el banco; discusiones con el jefe; cambios laborales de la pareja; mudanza; modificación brusca del horario laboral; descanso insuficiente; cambio de institución educativa; traslados de amigos a otros países; comienzo o finalización de estudios, cursos, reuniones sociales; vacaciones.

¿Cómo se manifiesta el estrés?

Existen decenas de manifestaciones de nuestro organismo. Entre las más comunes están:

- latidos del corazón más fuertes
- picazón en la piel
- temblores
- falta de apetito
- tensión en los músculos
- sudor abundante
- sed
- sequedad bucal
- trastornos hormonales
- presión alta

C A P Í T U L O   4

HÁBITOS Y SOLUCIONES naturales para el cansancio

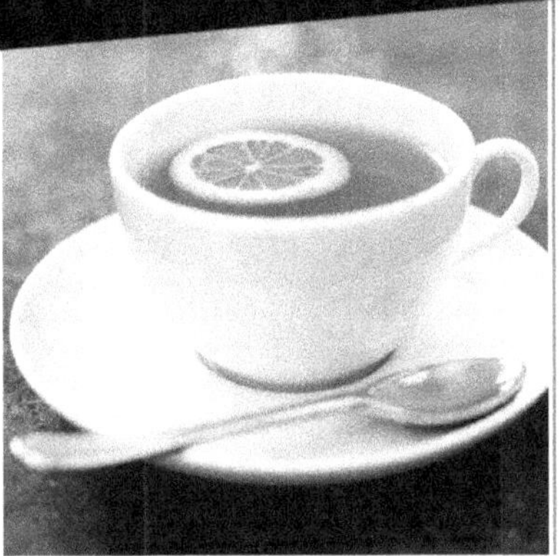

CAPÍTULO 4

HÁBITOS Y SOLUCIONES NATURALES PARA EL CANSANCIO

En los tiempos modernos vivir con estrés, tensión y apuro es una de las características más comunes. Por ello, muchas veces solemos confundir síntomas que nos señalan que algo está mal o que el agotamiento que nos aqueja ya no es común, sino que está indicando algo más grave, y por seguir dentro de esa vorágine, no atendemos los mensajes del cuerpo.

Cualquier persona puede sufrir cansancio, agotamiento y sentirse estresada. Por ello hay que evitar el agotamiento estando atentos a las causas y los síntomas que hemos detallado. Así podremos reconocer el problema y corregirlo a tiempo antes de que los daños sean más complejos.

El primer paso para defenderse del cansancio, del agotamiento, del insomnio y de otros problemas es reconocer las señales del organismo. Luego, poner en marcha rutinas saludables como:

• Darle suma importancia al cuidado personal.

• Comer de manera adecuada.

• Realizar ejercicios regularmente.

• Administrar nuestro tiempo.

• Ejercitar prácticas alternativas para controlar y combatir el estrés.

• Otorgarle a cada cosa su tiempo: trabajo, estudio, casa, familia, etc.

• Guardar tiempo semanal para actividades recreativas.

• Meditar, relajarse y tener en cuenta nuestros gustos y placeres. Ejercitar la respiración y meditar es una de las mejores ideas para llegar a la hora de descansar relajados.

• Estar atentos a las situaciones que nos provocan estrés para "ponernos en guardia".

• Tanto sea en la faz laboral como en la familiar –y sobre todo en la económica– ponerse metas realizables.

• Evitar el consumo de alcohol y drogas.

• Trabajar el tiempo que nuestro organismo nos permite.

• Beber abundante agua durante el día. Deberían ser 2 litros aproximadamente.

• Si sentimos que una situación nos afecta, dentro de las posibilidades, adoptar cambios drásticos: unas vacaciones, un cambio de empleo, una mudanza, etc.

Estos consejos serán útiles no sólo para sentirnos mejor ante el cansancio, sino para disfrutar más de nuestro día. Pero estamos hablando del "cansancio y el agotamiento" propiamente dichos y no podemos dejar de recordar que procurarse un descanso suficiente, ordenado, obligatorio y adecuado es esencial para combatir el insomnio y la aparición de la fatiga crónica. Más consejos para tener en cuenta pueden ser:

• Hacer suficiente ejercicio al aire libre.

• La alimentación debe ser equilibrada y las comidas regulares. Comer un bocadillo o aperitivo rico en proteínas entre las comidas puede ayudar a alejar el cansancio.

• También es necesario reducir el consumo de azúcar y evitar estimulantes como la cafeína, que se encuentra en el café, el té y las gaseosas cola.

• Ingerir suficientes vitaminas y minerales: hierro, zinc, magnesio, potasio, vitamina C y ácido fólico.

• Aumentar el consumo de alimentos lácteos descremados, levadura de cerveza, germen de trigo, fruta fresca y seca, verduras de hoja verde, o bien, tomar un complemento de vitaminas y minerales que debe ser recetado por un especilista.

• No hacer comidas pesadas a mediodía ni durante las tres horas anteriores al momento de ir a dormir.

Terapias alternativas para combatir el agotamiento

ACUPUNTURA

Para la acupuntura el cansancio suele ser causa de desórdenes en los órganos internos y hacia ellos dirige el tratamiento. Se aplica en diversos puntos como los meridianos de la vejiga, vesícula biliar, intestinos grueso y delgado, pulmón, riñón y estómago.

MASAJE Y DIGITOPUNTURA

Cuando el cansancio no es síntoma de una enfermedad ni se acompaña de agotamiento crónico, un masaje general ligero y tonificante puede renovar la energía de la persona. Debe consistir en rápidos movimientos en el mismo sentido de la circulación (hacia el corazón), recorriendo primero las extremidades y luego la espalda, desde la región lumbar hasta la zona del cuello y los hombros.
La digitopuntura también puede ser beneficiosa. Se aconseja ejercer presión durante 4 ó 5 minutos en el punto situado a tres pulgares de distancia por debajo de la rótula, en la depresión que se forma del lado exterior de la tibia, o bien, sobre la superficie de la palma de la mano,

en el lugar donde descansa la punta del dedo medio cuando se cierra el puño.

HOMEOPATÍA

La homeopatía recurre a medicamentos naturales para curar. Contra el cansancio se recetan Árnica (después de un día agotador), Phosphoric acidum (luego de un período de varios días de tensión) y Kali phosphoricurn (cuando existe agotamiento físico y mental).

AROMATERAPIA

Este tipo de terapia busca relajar al cuerpo y alejarlo de los estados de estrés.
Si el cansancio es físico, conviene usar aceites esenciales de efecto estimulante, como el de limón, té y romero.
Si el cansancio es de origen psicológico, se puede emplear aceite esencial de ajedrea o romero.
Para el cansancio debido a la convalecencia de enfermedades virales, se recomienda el empleo de aceite esencial de geranio, tomillo, limón o salvia.

Los remedios naturales contra el cansancio

La tradición y las costumbres han demostrado la efectividad que ciertos tratamientos o medicinas caseras pueden tener sobre los estados de cansancio. Aquí, mencionamos algunos de ellos:

• Tomar una infusión de menta y cola de caballo
Utilizar 30 gramos de menta, 30 gramos de cola de caballo y 250 cm^3 de agua, la cual se llevará a ebullición y retirará del fuego. Luego, se añade la menta y la cola de caballo y se deja reposar por 5 minutos. Pasado ese tiempo, debe colarse.

• Para la fatiga
Preparar un jugo con un pomelo, una ampolla de jalea real y canela en rama. Se exprime el pomelo y se mezcla con el resto de los ingredientes.

• Para combatir el cansancio y el agotamiento
Se recomienda un reconstituyente de avena. Para elaborarlo, se deben mezclar unas cuantas cucharadas de avena y leche en una batidora. También, se puede añadir un poco de miel.

• Para llegar al final de la jornada
Preparar una mezcla a partes iguales de raíz de angélica, comino y salvia. Agregar una cucharadita por taza de agua hirviendo y dejar reposar unos minutos. Colar y servir. Beber 3 tazas al día.

• Para personas con bajo peso
Mezclar a partes iguales romero, tomillo, serpol, malva y genciana. Colocar 1 cucharada por taza de agua hirviendo. Dejar reposar, colar y servir. Tomar 1 taza antes de las comidas.

• Para recuperar vitaminas

Para solucionar la falta de vitamina C, que causa fatiga, se debe preparar todos los días el jugo de cuatro naranjas.

• Un reconstituyente casero

Preparar un jugo de una manzana, tres naranjas y un limón. Tomarlo en ayunas.

• Para tomar fuerza

Preparar una mezcla con 100 gramos de raíces de valeriana, 60 gramos de flores de manzanilla, 20 gramos de raíces de genciana. Utilizar una cucharadita de té de esta mezcla por cada taza de agua hirviendo. Beber media taza por la mañana al despertarse y la otra media por la noche.

• Para los hombres

En un litro de vino tinto se debe agregar 25 gramos de hojas de romero, 20 gramos de hojas de salvia y 20 gramos de miel. Se pone, todo ello, en baño de María por 20 minutos y luego se deja reposar hasta que se enfríe. Se toma un vasito antes de cada comida

• Para niños y adolescentes con agotamiento

Preparar una infusión con 1/2 cucharadita de flores de lavanda, 1/2 cucharadita de romero y 1 taza de agua. Mezclar las flores de lavanda y el romero y colocarlas en una taza. Luego verter el agua hirviendo y tapar; esperar 10 minutos. Beber 1 taza 2 veces al día.

CAPÍTULO 5

alimentación adecuada

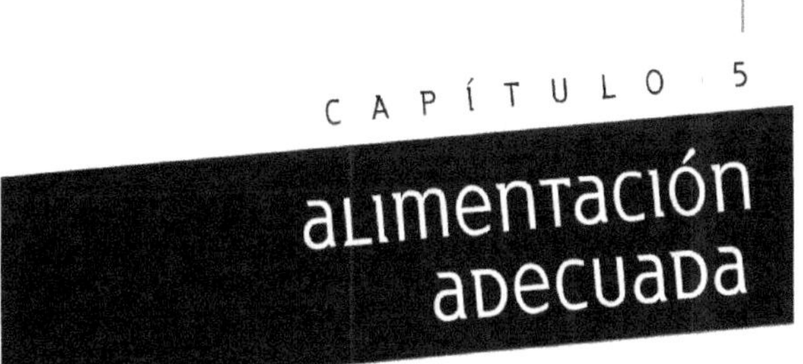

En capítulos anteriores hemos visto cómo el cansancio y el agotamiento perjudican nuestra salud y pueden convertirse en un trastorno de gravedad si no es tratado a tiempo. También, vimos cómo el insomnio y el estrés repercuten en el organismo y favorecen la aparición de la fatiga crónica.

Como todos los procesos que ocurren en nuestro cuerpo –que se encuentran relacionados–, la alimentación también tiene su influencia y, si no es adecuada, repercute en los estados de agotamiento. Por ejemplo:

1- Si sufrimos insomnio o nos cuesta dormirnos por la noche, una de las primeras sugerencias sería: cenar liviano, ingerir alimentos fácilmente digeribles y hacerlo al menos 2 horas antes de retirarse a dormir.

2- Si una persona sufre fatiga crónica, es posible que necesite ingerir comidas con huevos, carnes, leche o cereales para aumentar las proteínas y obtener más energías.

3- Los jugos de frutas y verduras pueden ser buenos para desintoxicar el organismo, mejorar el funcionamiento digestivo e incorporar vitaminas, minerales, proteínas, azúcares, grasas y carbohidratos.

A continuación brindamos algunas recetas para incorporar a la dieta y cubrir las necesidades expuestas en los 3 ítems anteriores. Sin embargo, si las molestias causadas por un prolongado estado de cansancio no cesan, debería ser un especialista quien nos elabore una dieta adecuada para el trastorno que nos afecta.

Budín de verduras

Ingredientes:

Salsa de tomate 200 cm^3 / Crema 200 gr / Queso blanco 300 gr / Espinacas 300 gr / Zanahorias 250 gr / Chauchas 250 gr / Queso rallado 4 cdas. / Puerros 6 / Apio 1 / Huevos 4 / Sal / Pimienta

Preparación:

• Cocinar las espinacas en agua con sal.
• Cuando el agua rompa el hervor mantenerlas 5 minutos más y retirarlas.
• Escurrir las espinacas y reservarlas.

• Cortar los puerros y picar sólo la parte blanca.

• Picar el apio.

• Cortar las zanahorias en rodajitas.

• Hervir estas verduras junto a las chauchas en agua con sal durante 20 a 25 minutos a fuego moderado o hasta que estén tiernas.

• Retirarlas y escurrirlas bien.

• Colocar todas las verduras hervidas (zanahorias, apio, chauchas, puerros y espinacas) en una licuadora y procesarlas suavemente hasta que formen una pasta.

• Colocar las verduras en un bol, agregarles 2 huevos, el queso crema y el queso rallado. Batir todo y reservar.

• Batir dos huevos, salarlos y unirlos con la crema.

• Mezclar bien y unir la crema de huevos a la salsa de tomates.

• Enmantecar un molde para budines.

• Cubrir la base con una capa de crema. Incorporar un tercio de la verdura, una nueva capa de crema, otro tercio de la verdura, el resto de la crema y el resto de la verdura.

• Forrar la budinera con papel de aluminio y cocinar en horno moderado, a baño de María, durante 45 minutos.

Pascualina de verdura

Ingredientes:

Discos para pascualina 2 / Espinacas 1 kg / Queso fresco 100 gr / Queso rallado 50 gr / Huevos 2 / Cebollas 1 / Ajo 2 dientes / Aceite de oliva 3 cdas. / Orégano 1 cdita. / Tomillo 1 cdita. / Romero 1 cdita. / Sal / Pimienta

Preparación:

- Picar el ajo y la cebolla.
- Hervir las espinacas, colarlas y procesarlas.
- Calentar el aceite en una sartén y rehogar el ajo y la cebolla hasta que cambien de color.
- Añadir las espinacas procesadas y continuar la cocción durante 6 a 8 minutos. Revolver mientras se rehoga la verdura.
- Añadir el queso rallado, los huevos y el resto de los ingredientes. Mezclar y reservar.
- Extender uno de los discos de masa en el fondo de una tartera.
- Volcar el relleno preparado en el centro y distribuirlo.
- Colocar algunas fetas de queso fresco sobre la verdura y cubrir con el otro disco de masa.
- Sellar los bordes y llevar a horno moderado 20 minutos.

Arroz con vegetales

Ingredientes:

Arroz 250 gr / Espinacas 3 hojas / Acelga 3 hojas / Berros 3 / Zanahorias 2 / Cebolla 1 / Arvejas 1 lata / Ajo 2 dientes / Aceite 3 cdas. / Perejil picado 1 cda. / Albahaca picada 1 cda. / Pimentón / Pimienta / Sal / Agua 500 cm^3

Preparación:

- Picar la cebolla y el ajo.

• Cortar en trozos las hojas de vegetales, los berros y las zanahorias.
• Calentar el aceite en una sartén y rehogar el ajo, la cebolla y el resto de las verduras.
• Añadir el arroz y salpimentar a gusto.
• Cocer 5 minutos y agregar el agua y las arvejas. Si se desea se puede incorporar un poco de pimentón.
• Continuar la cocción 10 minutos a fuego moderado.
• Retirar del fuego, escurrir y servir con perejil o albahaca picados.
• Este plato se puede comer caliente o frío.

Pastel de berenjenas

Ingredientes:

Berenjenas 750 gr / Carne picada 500 gr / Tomates 4 / Queso fresco 200 gr / Cebollas 2 / Ajo 1 diente / Sal / Pimienta / Queso rallado

Preparación:

• Picar las cebollas y el ajo.
• Pelar, cortar en cubos y quitar las semillas de los tomates.
• Calentar aceite en una sartén y rehogar la cebolla.
• Añadir los tomates, el ajo y la carne picada.
• Salpimentar y cocinar en la sartén hasta sellar la carne.
• Cortar las berenjenas en rodajas no muy finas y dorarlas en otra sartén con aceite durante 3 minutos.
• En una placa para horno cubrir el fondo con rodajas de berenjenas.

• Sobre las mismas volcar la preparación de carne picada y cubrir con otra capa de rodajas de berenjenas.
• Si la fuente que usamos es más chica y profunda, se pueden repetir mayor cantidad de capas de carne y berenjena, pero siempre empezando y terminando con ésta última.
• Cubrir con el queso fresco cortado en cubos.
• Llevar a horno moderado 15 a 20 minutos o hasta que el queso se haya derretido perfectamente.
• Servir con queso rallado espolvoreado.

Carne al horno con papas

Ingredientes:

Colita de cuadril (1,2 kg aprox.) 1 / Papas 1 kg / Zanahorias 3 / Morrón rojo 1 / Cebolla 1 / Ajo 1 cabeza / Aceite 6 cdas. / Sal / Pimienta / Sal gruesa / Perejil

Preparación:

• Pelar las papas y cortarlas en trozos del tamaño deseado.
• Cortar las zanahorias peladas en rodajitas y la cebolla en aros.
• Limpiar el morrón y cortarlo en tiritas.
• Picar el ajo y el perejil. Mezclar ambos ingredientes, agregarles un poco de aceite y reservar.
• Limpiar el trozo de carne, quitando los restos de grasa que pueda tener en su parte exterior.
• Sazonarla con sal gruesa y salpimentar a gusto.

• Colocar la colita de cuadril en una placa para horno con la base cubierta de aceite.

• Llevar a horno fuerte hasta que la carne cambie su color.

• Retirar la fuente del horno, dar vuelta la carne e incorporar las papas, las zanahorias y las cebollas.

• Colocar las tiritas de morrón sobre la carne.

• Bañar todo con la preparación de ajo y perejil.

• Regresar al horno y cocinar hasta que la carne esté bien cocida y los demás ingredientes estén tiernos.

Pastel de carne

Ingredientes:

Carne molida 1 kg / Papas 1 kg / Huevos duros 3 / Tomates 2 / Aceite 6 cdas. / Orégano / Pimentón / Ají molido / Sal / Pimienta

Preparación:

• Quitarle la piel a los tomates, cortarlos en cubo y procesarlos. Formar un puré consistente.

• Calentar una olla con agua y un puñado de sal.

• Pelar las papas, cortarlas en trozos y añadirlas a la olla cuando el agua rompa el hervor.

• Durante la cocción de las papas, colocar en un bol la carne picada y el tomate. Condimentar (con los ingredientes propuestos o con los que usted prefiera) y salpimentar a gusto.

• Colocar el aceite en una sartén y cocinar la carne hasta que haya cambiado de color.
• Retirar las papas del fuego, escurrirlas, salpimentarlas y preparar un puré sólido sin incorporar leche, manteca o queso.
• Enmantecar una bandeja para horno.
• Cubrir la base con la mitad del pure.
• Volcar el relleno de carne y tapizar con los huevos duros cortados en rodajas.
• Volcar el resto del puré y tapar la carne con el mismo.
• Llevar 10 minutos a horno moderado a fuerte y servir.

Pollo al horno

Ingredientes:

Pollo 1 / Ajo 6 dientes / Aceite de oliva 200 cm³ / Zanahorias 6 / Calabaza 1 / Sal

Preparación:

• Picar los dientes de ajo, bien chiquitos y colocarlos en un recipiente con el aceite.
• Tapar y dejar macerar 10 minutos.
• Abrir el pollo, limpiarlo y colocarlo en una bandeja para horno.
• Sazonarlo con sal y con el preparado de ajo y aceite. Dejar 90 minutos en reposo.
• Llevarlo a horno fuerte, bañando con el mismo líquido de la cocción si fuese necesario, para que no se reseque la carne.

- Hervir las zanahorias cortadas en rodajitas.
- Cocinar la calabaza y hacer un puré consistente.
- Retirar el pollo del horno cuando esté dorado y crocante.
- Servir decorado con las zanahoria y acompañado del puré de calabaza.

Jugo naranja

Ingredientes:

Naranjas 1 kg / Zanahorias 250 gr / Apio 2 ramas / Aloe Vera 2 hojas

Preparación:

- Limpiar y quitar las espinas de las hojas de aloe vera.
- Reservarlas.
- Partir al medio y exprimir las naranjas.
- Colar el jugo y reservar.
- Pelar y lavar las zanahorias.
- Cortar en cubos el apio, las zanahorias y las hojas de aloe vera.
- Llevar todo a un juguera.
- Mezclar con el jugo de las naranjas.
- Añadir hielo a gusto.
- Servir.

Jugo combinado

Ingredientes:

Zanahorias 2 / Manzanas 2 / Tomate 1 / Pepino 1 / Apio 1 / Zapallito 1

Preparación:

- Lavar los ingredientes.
- Descarozar y trocear la manzana.
- Pelar y lavar la zanahoria.
- Cortar en trozos el resto de los ingredientes.
- Pasarlos de a uno en un extractor de jugo.
- Unir todos los jugos en un vaso, mezclar y añadir hielo.
- Servir.

Jugo de calabaza y zanahoria

Ingredientes:

Zanahorias 6 / Calabaza 1/2

Preparación:

- Pelar la calabaza y partirla en trozos.
- Pelar y lavar la zanahoria y cortarla en rodajas.
- Extraer el jugo de ambos ingredientes en una juguera.
- Servir sin hielo y sin endulzar.
- Es ideal para consumir antes de las comidas.

Jugo de naranja y pera

Ingredientes:

Peras 3 / Naranjas 3 / Hielo

Preparación:

- Cortar las naranjas.
- Exprimirlas y colar el jugo.
- Lavar las peras y cortarlas en trozos.
- Pasarlas por el extractor de jugo.
- Mezclar los dos jugos en el mismo recipiente.
- Añadir hielo.
- Servir.

Jugo de naranja y verduras

Ingredientes:

Naranjas 3 / Morrón rojo 1/2 / Hinojo fresco 1 ramita / Hielo

Preparación:

- Lavar el hinojo y el morrón.
- Cortarlos y procesarlos.
- Exprimir las naranjas y colar su jugo.
- Mezclar todo.
- Añadir hielo y servir.

Jugo de tomate y zanahoria

Ingredientes:

Zanahorias 10 / Tomates 4 / Apios 3

Preparación:

- Pelar, lavar y cortar las zanahorias.
- Lavar y trocear el apio y los tomates.
- Colar los 3 ingredientes en una juguera.
- Servir con hielo.